Mediterránea

La mejor guía de dieta mediterránea para principiantes

*(Su guía esencial para vivir el estilo de vida de
la dieta mediterránea)*

zequiel Peña

Tabla De Contenido

Filete De Bacalao Al Vapor 1

Ensalada De Camarones Y Vegetales 3

Filetes De Coliflor Asados Con Chermoula 4

Falafel De Guisante De Ojos Negros 6

Tortilla Española 9

Tagine De Cordero 12

Solomillo De Cerdo Con Especias De Tabil Con Frijoles Blancos Y Harissa 15

Sartén Sin Arroz Estilo Paella 17

Paella De Pollo Y Camarones 20

Sartén De Pollo Y Garbanzos Con Especia De Berbere 22

La Mejor Salsa De Espagueti 25

Pizza De Coliflor Marroquí 27

Chuletas De Lomo De Cordero A La Parrilla Marinadas Con Hierbas 30

Pan De Maíz Rústico 32

Sopa De Puerro Y Zanahoria Con Cacahuetes Asados 34

Ensalada De Lentejas, Pepino Y Pistachos 36

Sopa De Champiñones Bajas En Calorías 37

Empanadas De Tomate Cretenses 41

Sopa De Verdure Mediterránea 43

Batido De Pérdida De Peso 45

Nuez Moscada Y Bolas De Canela 48

Barras Caseras De Coco Nuez 51

Bebida Tonificante De Energía 53

Potente Batido De Repollo Verde 54

Gachas De Calabaza De Desayuno 55

Crema Saludable De Aguacate Y Chocolate Crudo 57

Inmersión Kohlrabi Cruda 59

Brownies Nueces De Chile 60

Barras De Frutas Puré 62

Batido Gigante Rojo 63

Refrescante Sopa De Berenjena-Kale 65

Refrescante Ensalada De Repollo Blanco 67

Pollo A La Mostaza 68

Pollo A Las Finas Hierbas 71

Pasta Con Camarones A La Puttanesca 73

Pizza De Pan De Avena Con Pesto De Espinacas Y Frijoles Blancos 76

Albóndigas De Pavo Con Salsa De Yogurt Y Hierbas 80

Camarones Al Ajillo 84

Beesteya 87

Vinagreta 93

Vinagreta De Cítricos 94

Vinagreta De Dijon 95

Aderezo Italiano 96

Aderezo De Rancho 97

Pesto 98

Guacamole 100

Salsa De Perejil Y Menta 101

Verduras Y Hongos Asados Al Estilo Italiano 102

Pinchos Como Antipasto 104

Tabil 108

Chimichurri De Pimiento Rojo............................ 111

Vinagreta De Limón Y Eneldo 112

Postres 113

Ricotta Cheesecake 115

Conclusiones.. 117

Filete De Bacalao Al Vapor

INGREDIENTES:

- 2 diente de ajo
- perejil picado
- filete de bacalao
- mantequilla
- Un limón.

1. Cocer al vapor los filetes de bacalao en agua aromatizada con un diente de ajo pelado, dos rodajas de limón, algunos granos de pimienta negra.
2. Cuando el vapor empiece a salir, cocine durante 26 a 20 minutos.
3. Mientras tanto, prepara un poco de mantequilla ablandada con perejil picado en un tazón.
4. Una vez cocidos, coloque los filetes en un plato y en cada uno ponga una pequeña

escama de mantequilla para que el calor la derrita ligeramente y le dé sabor al pescado.

Ensalada De Camarones Y Vegetales

INGREDIENTES

- aceite de oliva extra virgen
- yogur
- chalota.
- cangrejos de río
- ensalada
- 2 manzana

1. En un bol mezclar el yogur con la mayonesa, sal, pimienta e incorporar el cohete y el chalote todo finamente picado.
2. Mientras tanto, cocine al vapor las gambas durante 20 a 26 minutos.
3. En una ensaladera pon la ensalada sazonada con aceite y esparce pequeños trozos de salsa de manzana y yogur encima.
4. Finalmente, coloca los camarones en la lechuga y cepilla de nuevo con el yogur.

Filetes De Coliflor Asados Con Chermoula

hace 4 porciones.

2 coliflor de cabeza grande

ralladura y jugo de 2 limón pequeño

y un cuarto de taza de perejil fresco picado

y un cuarto de taza de cilantro fresco picado

6 dientes de ajo picados

2 cucharadita de comino molido

y un cuarto de cucharadita de pimienta de Cayena

y un cuarto de cucharadita de sal

precalentar el horno a 426 grados fahrenheit . Cepille ligeramente una bandeja para hornear con aceite de oliva o rocíe con spray de cocción de aceite de oliva.

cortar la coliflor en losas de 2 y media pulgada de espesor a través del tallo. poner las losas en la bandeja de hornear preparada y rociarlas uniformemente con una escasa 4 cucharadas de aceite de oliva. espolvoree con pimienta, si lo desea. asar durante 40 minutos, girando una vez a mitad del tiempo de cocción.

mientras tanto, en un tazón pequeño, mezcle la ralladura de limón, el jugo de limón, el perejil, el cilantro, el ajo, el comino, la cayena y el aceite de oliva restante hasta que estén bien combinados.

servir la coliflor cubierta con la chermoula.

Falafel De Guisante De Ojos Negros

hace 22 empanadas, para servir 4.

las empanadas de falafel se pueden hacer por delante. servir con pitas de trigo integral calentadas, su salsa de yogur favorita o tahini, pepinos picados frescos, cebollas rojas en rodajas y tomates.

y tres cuartos de taza de cilantro fresco picado

6 dientes de ajo picados

2 cucharadita de comino molido

y media cucharadita de hojuelas de pimiento rojo (opcional)

y una octava cucharadita de canela molida

2 cucharadas de aceite de oliva

2 lata (26.6 onzas) de guisantes de ojos negros, escurridos

2 huevo

2 cucharada de harina multiusos

y tres cuartos de taza de perejil fresco picado

1. forrar una bandeja para hornear con toallas de papel. esparce los guisantes de ojos negros sobre la bandeja de hornear preparada y deja reposar durante 26 a 20 minutos o más para eliminar la humedad.
2. transferir los guisantes de ojos negros a un procesador de alimentos y el pulso hasta que se aterrúquen gruesamente; no los puré.
3. en un tazón grande, mezcle el huevo y la harina hasta que estén bien combinados.
4. mezcle el perejil, el cilantro, el ajo, el comino, las hojuelas de pimiento rojo (si se usa) y la canela. añadir los guisantes de ojos negros. mezclar bien para distribuir uniformemente todos los ingredientes.
5. transferir la mezcla a un tazón, cubrir y refrigerar durante al menos 40 minutos o hasta la noche.
6. dar forma a la mezcla fría en doce empanadas de 4 pulgadas.

7. en una sartén antiadherente de 22 pulgadas, calienta 2 cucharada de aceite de oliva (ver nota) a fuego medio-alto. en tandas, agregue las empanadas de falafel y cocine durante 6 minutos a cada lado, o hasta que se dore por ambos lados. añadir el 2 cucharada restante de aceite de oliva, si es necesario para los lotes posteriores.

Tortilla Española

hace 6 porciones.

las tortillas españolas son más como frittatas, no un pan plano. ideal para una cena familiar ligera fácil.

- 2 cucharadas de aceite de oliva
- 2 diente de ajo picado
- y media cucharadita de hojuelas de pimiento rojo
- 6 huevos
- y media cucharadita de sal
- 2 cucharada de perejil fresco picado
- 2 papas pequeñas (20 onzas) o champiñones
- 2 pimiento rojo cortado por la mitad a lo largo
- y una tercera taza de cebolla finamente picada

1. poner las papas en una cacerola mediana, y cubrir con agua fría por 2 pulgadas.
2. llevar a ebullición. reducir el calor y cocine a fuego lento hasta que las patatas estén tiernas. dejar que las papas se enfríen, luego pelarlas y cortarlas
3. precalentar el horno a 480 grados fahrenheit . poner las mitades de pimienta, cortar el lado hacia abajo, en una bandeja para hornear forrada con papel de pergamino.
4. asar durante unos 20 minutos, o hasta que esté carbonizado. poner el pimiento asado en un tazón y cubrir con una envoltura de plástico; reserva por 30 minutos.
5. pelar, semillas y picar finamente la pimienta
6. en una sartén de 10 pulgadas, calienta el aceite de oliva a fuego medio-alto. añadir la cebolla y el ajo.
7. cocinar, revolviendo, durante 1 a 5 minutos, hasta que la cebolla comience a ablandarse.

8. reducir el fuego a medio y añadir las patatas, el pimiento asado y las hojuelas de pimiento rojo. cocinar durante 5 a 10 minutos, hasta que las papas comiencen a dorarse.
9. en un bol pequeño, batir los huevos y la sal. reducir el calor debajo de la sartén a medio-bajo y verter en los huevos. cubrir con una tapa y cocinar durante 30 a 35 minutos.
10. retirar la sartén del calor. gire la tortilla en un plato de servir y deje enfriar durante 20 a 26 minutos.
11. espolvorear con el perejil. rebanada y servir.

Tagine De Cordero

hace 8 porciones.

servir sobre cuscús cocido, quinua o arroz.

- 4 dientes de ajo picados
- 2 taza de caldo de pollo con bajo contenido de sodio
- 4 cucharadas de miel, preferiblemente turca (ver nota)
- 2 libra de zanahorias cortadas en trozos de media pulgada y media pulgada
- 2 cucharadita de pimentón ahumado
- 2 cucharadita de cúrcuma molida
- 2 cucharadita de canela molida
- y media cucharadita de jengibre molido
- y media cucharadita de pimiento de Alepo o hojuelas de pimiento rojo
- 2 libras de pierna de cordero deshuesada, cortada en trozos de 2 pulgadas
- 4 cucharadas de aceite de oliva
- 2 cebolla grande, picada (aproximadamente 2 tazas)

- 6 onzas de albaricoques secos

en un tazón grande, combine el pimentón ahumado, la cúrcuma, la canela y el pimiento de Alepo. añadir el cordero; para cubrir bien.

en un gran horno o tagine holandés, caliente 2 cucharada de aceite de oliva. añadir la mitad de la carne y cocinar, girando ocasionalmente, durante 6 minutos, o hasta que se dore uniformemente. transferir la carne a un plato. repetir con una segunda cucharada del aceite de oliva y el cordero restante.

añadir el 2 cucharada restante de aceite de oliva a la olla. añadir la cebolla y cocinar, revolviendo con frecuencia, durante 6 minutos. añadir el caldo y la miel; Revolver. devolver el cordero y los jugos acumulados del plato a la olla. remover las zanahorias y los albaricoques. elevar el fuego a alto y llevar a ebullición. reducir el fuego a medio-bajo, cubrir y cocer a fuego lento durante 2 hora 26 minutos a 2 hora 40 minutos, hasta que la carne esté tierna.

servir con cuscús o arroz, o con pan crujiente.

nota: Usé miel turca de trader joe's.

Nota: alternativamente, braise el cordero: precalentar el horno a 480 grados fahrenheit . ensamblar el plato como se indica, pero cubrir la olla y transferirlo al horno después de dorar la carne. brasa durante 2 hora y 40 minutos.

Solomillo De Cerdo Con Especias De Tabil Con Frijoles Blancos Y Harissa

2 lata (26.6 onzas) de frijoles blancos pequeños, sin ser

y la cebolla blanca medio pequeña, cortada en medias lunas

2 diente de ajo picado

2 cucharadas de harissa asada o harissa comprada en la tienda, además de más para servir si se desea

2 solomillo de cerdo (2 libra)

2 cucharada de aceite de oliva

2 cucharada tabil

2 cucharadas de perejil fresco picado

precalentar el horno a 480 grados fahrenheit . rocía una bandeja para hornear con spray de cocina.

en un tazón mediano, mezcle los frijoles, la cebolla, el ajo y la harissa. esparcir los frijoles en una capa uniforme sobre la bandeja para hornear preparada.

cepillar el solomillo de cerdo con el aceite de oliva y espolvorear por todos los lados con el tabil. colocarlo sobre los frijoles.

hornear durante 40 a 46 minutos, hasta que la carne se cocine a través y registra 246 grados fahrenheit en un termómetro de lectura instantánea. transferir la carne a una tabla de cortar; dejar reposar durante 20 minutos antes de cortar.

remover el perejil en los frijoles.

servir al estilo familiar con harissa más asada, si se desea.

Sartén Sin Arroz Estilo Paella

- 2 lata (24.6 onzas) de tomates cortados en cubos, con sus jugos
- 2 paquete de condimento de azafrán (0,22 gramos)
- 2 taza de guisantes congelados descongelados
- 2 cucharadas de perejil fresco picado
- 4 cucharadas de aceite de oliva
- 2 cebolla blanca pequeña, picada
- 4 dientes de ajo picados
- 6 muslos de pollo o pechugas de pollo deshuesados o de piel (2 y media a 4 libras)
- 22 onzas de andouille u otra salchicha cocida ahumada (como el chorizo español), cortada en trozos de media pulgada y media pulgada de espesor

arroz amarillo cocido caliente, para servir (opcional) (ver nota a continuación)

1. en una cacerola grande, calienta 3 cucharadas de aceite de oliva a fuego medio. añadir la cebolla y cocinar, revolviendo ocasionalmente, durante 10 minutos, o hasta que se ablanden. añadir el ajo, el pollo y el aceite de oliva restante de 3 cucharada.
2. cocine durante 10 a 15 minutos, hasta que el pollo comience a dorarse, girando una vez.
3. añadir la salchicha, los tomates con sus jugos, y el condimento de azafrán. llevar a ebullición. reducir el calor a medio-bajo, cubrir, y cocinar durante 30 a 35 minutos, hasta que un termómetro insertado en la parte más gruesa del pollo registra 270 grados fahrenheit .
4. descubrir la olla y remover los guisantes. cubrir y cocinar durante 5 a 10 minutos, hasta que los guisantes se calienten a través.
5. superior con el perejil. servir con arroz amarillo cocido caliente.

Paella De Pollo Y Camarones

- 2 lata (24.6 onzas) de tomates cortados en cubos, con sus jugos
- ralladura y jugo de 2 limón
- y media cucharadita de sal
- 2 taza de guisantes congelados descongelados
- 2 calabacín mediano, cortado en cubos (aproximadamente 2 tazas)
- 8 onzas de camarones sin cocinar, descongelados, pelados y desprendidos
- 2 cucharadas de perejil fresco picado
- 4 cucharadas de aceite de oliva
- 2 cebolla picada (aproximadamente 2 tazas)
- 6 dientes de ajo picados
- 2 libra de pechugas de pollo cortadas en trozos de 2 pulgada
- 2 taza de arroz arborio
- 2 cucharadita de comino molido
- 2 cucharadita de pimentón ahumado

- y media cucharadita de cúrcuma molida
- 2 taza y media de caldo de pollo con bajo contenido de sodio

en una cacerola grande, calienta 2 cucharadas de aceite de oliva a fuego medio. añadir la cebolla y cocinar, ocasionalmente revolviendo, durante 6 minutos, o hasta que se ablanden. añadir el ajo, el pollo, el arroz y el aceite de oliva restante de 2 cucharada. remover hasta que el arroz esté recubierto con el aceite.

añadir el comino, pimentón ahumado, cúrcuma, caldo, tomates con sus jugos, ralladura de limón, jugo de limón y sal. esparcir la mezcla de arroz uniformemente en la sartén. llevar a ebullición. reducir el fuego a medio-bajo, cubrir y cocinar durante 26 minutos, no revolver.

retire la tapa y revuelva los guisantes y el calabacín. añadir los camarones, acurrucándolos en el arroz. cubrir y cocinar durante 8 a 20 minutos. retirar del fuego y dejar reposar durante 20 minutos.

superior con el perejil y servir.

Sartén De Pollo Y Garbanzos Con Especia De Berbere

hace 6 porciones.

- 2 cucharadas de aceite de oliva
- 2 (4 a 4 libras) de pollo entero, cortado en 8 trozos
- 4 cucharaditas de berbere o mezcla de especias baharat
- 2 cebolla grande, preferiblemente española, cortada en rodajas finas en medias lunas
- 2 dientes de ajo picados
- 2 tazas de calabaza de mantequilla pelada de 2 pulgada o 2 bolsa (22 onzas) de calabaza precorada
- 2 garbanzos sin sal, sin ser descanecidos
- y media taza de pasas doradas

arroz cocido caliente, para servir

1. en una sartén de 25 pulgadas, calienta 5 cucharada de aceite de oliva a fuego medio-alto. espolvorea el pollo con 2 cucharaditas de la especia berbere. añadir la mitad del pollo a la sartén y cocinar hasta que se dore, de 5 a 10 minutos por lado.
2. transferir el pollo a un plato y repetir para dorar el pollo restante. Reservar.
3. en la misma sartén, calienta la 2 cucharada restante de aceite de oliva. añadir la cebolla y cocinar, revolviendo, hasta que se ablanden, por unos 6 minutos. añadir la 5 cucharadita de especia de berbere restante, el ajo, la calabaza, los garbanzos y las pasas y revuelve para combinar. devolver el pollo a la sartén, empujando las piezas entre las verduras, y llevar a ebullición. reducir el fuego para mantener un fuego lento, cubrir firmemente, y cocinar durante 25 a 30 minutos, hasta que el pollo se cocina a

través y un termómetro de lectura instantánea insertado en la parte más gruesa registra 266 grados fahrenheit, y la calabaza es tierna.
4. servir sobre arroz caliente cocido.

La Mejor Salsa De Espagueti

- 2 (26 onzas) de salsa de tomate
- 2 pasta de tomate (6 onzas)
- 20 a 26 onzas de vino tinto
- 2 cucharada de azúcar
- 2 cucharada de salsa worcestershire
- 2 cucharada de condimento italiano
- sal y pimienta negra recién molida
- 2 lata (26 onzas) de tomates cortados en cubos, escurridos
- 2 cucharada de aceite de oliva virgen extra
- 2 libra de carne molida, alrededor del 100% de carne magra
- 4 dientes de ajo, picados o prensados
- 2 cebolla mediana a grande, cortada en cubos
- 2 pimiento verde cortado en cubos

1. en una sartén grande, calienta el aceite de oliva a fuego medio.

2. añadir la carne molida y cocinar, rompiéndola con una cuchara de madera mientras se cocina, hasta que esté casi dorada.
3. agregue el ajo, la cebolla y el pimiento y cocine, revolviendo ocasionalmente, hasta que la cebolla esté translúcida.
4. drenar cualquier exceso de líquido de la sartén.
5. añadir la salsa de tomate y la pasta de tomate y mezclarlos en la mezcla de carne de res. añadir el vino, el azúcar, worcestershire, y el condimento italiano. sazonar con sal y pimienta. cocinar a fuego lento, revolviendo ocasionalmente, durante al menos 2-2 ½ hora, o hasta 4-4 ½ horas, añadiendo más agua según sea necesario para mantener la consistencia deseada.
6. diez minutos antes de servir, revuelva los tomates cortados en cubos.

Pizza De Coliflor Marroquí

- y media cucharadita de sal
- y cordero molido de tres cuartos de libra
- 4 cucharadas de cilantro fresco picado
- 2 corteza de pizza de coliflor comprada en la tienda
- 2 pepino persa pequeño, pelado, sin semillas y picado
- 2 cucharadas de aceite de oliva
- 2 cebolla pequeña, finamente picada
- 4 dientes de ajo picados
- 2 cucharada de mezcla de especias de baharat
- 2 lata (24.6 onzas) de tomates cortados en cubos en salsa

1. precalentar el horno de acuerdo con las instrucciones en el paquete de corteza de pizza de coliflor.
2. en una sartén de 20 pulgadas, calienta el aceite de oliva a fuego medio. añadir la cebolla y cocinar durante 5 a 10 minutos, hasta que empiece a ablandarse. añadir el ajo y la especia baharat y cocinar durante 4 minuto, o hasta que quede fragante.
3. añadir los tomates con su salsa y la sal. cocinar, revolviendo, durante 20 a 25 minutos.
4. añadir el cordero y cocinar, revolviendo a menudo y rompiendo la carne con una cuchara de madera mientras se cocina, durante 10 a 15 minutos. mezclar en 4 cucharadas del cilantro.
5. mientras tanto, cocinar la corteza de pizza de coliflor de acuerdo con las instrucciones del paquete.
6. retirar la corteza del horno y rematalar con la mezcla de cordero.

7. espolvorea la pizza con el pepino, restante 4 cucharadas de cilantro, y la feta, si se desea. servir de inmediato.

Chuletas De Lomo De Cordero A La Parrilla Marinadas Con Hierbas

- 2 taza de menta fresca finamente picada
- y media taza de cilantro fresco finamente picado o perejil
- 2 cebolletas (cebollas verdes), finamente picadas
- 6 chuletas de lomo de cordero
- 4 cucharadas de aceite de oliva
- ralladura y jugo de 2 limón
- 2 cucharadas de melaza de granada

pimienta negra recién molida

salsa de menta de perejil, para servir

en un bol pequeño, mezcle el aceite de oliva, la ralladura de limón, el jugo de limón, la melaza de granada, la menta, el perejil y las cebolletas hasta que estén bien combinados. poner el cordero en una bolsa de plástico grande con cremallera. añadir el adobo, sellar la bolsa, y masajear el adobo en todos los lados de las chuletas. refrigerar durante al menos 2 hora o hasta la noche.

cuando esté listo para cocinar, caliente una parrilla a fuego medio.

eliminar las chuletas de la marinada; desechar el adobo. sazonar con pimienta, si se desea. asar las chuletas durante 20 a 22 minutos, girando una vez, para el medio. dejar reposar durante 20 minutos antes de servir.

servir con salsa de menta de perejil.

Pan De Maíz Rústico

porciones: 20

tiempo de preparación: 60 minutos

Ingredientes

- 2 cucharada de bicarbonato de sodio
- 2 cucharada de vinagre de sidra de manzana
- pizca de sal
- y tres cuartos de taza de aceite de oliva
- 2 tazas y media de harina de maíz
- 2 taza de maíz congelado
- 2 zanahoria grande, en rodajas
- 2 taza de leche

Instrucciones

precalentar el horno a 400 f/200 c.

engrase un plato de hornear con aceite de oliva.

Hierva el maíz y la zanahoria en agua salada durante 26 minutos.

Enjuague y deje en colador.

Coloque el maíz y las zanahorias en un tazón de mezcla junto con todos los ingredientes restantes.

mezclar hasta que todos los ingredientes se combinen bien.

Vierta la masa en un plato de hornear preparado.

hornee durante unos 20 a 26 minutos o hasta que el palillo insertado salga limpio.

Sopa De Puerro Y Zanahoria Con Cacahuetes Asados

porciones: 6

Tiempos de cocción: 46 minutos

Ingredientes

- 2 cebolletas
- 2 cucharadas de aceite de oliva
- sal y pimienta al gusto
- 4 tazas de agua
- 4 zanahorias grandes en rodajas
- 4 puerros (solo parte blanca)

Instrucciones

1. Cortar los puerros, pelar las zanahorias y cortarlas en trozos grandes. pelar el puerro y cortar en cuatro cuñas.
2. En una sartén, agregue el aceite de oliva y saltee las zanahorias y las cebollas verdes.

3. Añadir el puerro y saltear durante 5 a 10 minutos.
4. Agregue agua fría para cubrir las verduras y hierva.
5. cuando empiece a hervir, baje el fuego y cocine durante unos 20 a 25 minutos o hasta que las verduras estén tiernas.
6. Coloque la mezcla en una licuadora y mezcle hasta que quede suave.
7. Pruebe y ajuste la sal y la pimienta.
8. servir con piñones tostados.

Ensalada De Lentejas, Pepino Y Pistachos

porciones: 4

tiempo de preparación: 26 minutos

tiempo inactivo: 40 minutos

Ingredientes

- 2 pepino en rodajas
- y un cuarto de taza de pistachos
- 4 cucharadas de aceite de oliva
- 2 cucharadas de vinagre de sidra de manzana
- 10 onzas de lentejas verdes cocidas
- 2 tomates
- sal marina

Instrucciones

Pelar el pepino en rodajas finas con una mandolina.

Lave los tomates y los cortes en cubos.

Agregue pistachos picados.

en un tazón, batir el aceite de oliva, el vinagre y la sal.

añadir en lentejas, tomate cortado en cubos, tiras de pepino y pistachos.

revuelva y refrigere 40 minutos.

servir.

Sopa De Champiñones Bajas En Calorías

porciones: 4

tiempo de preparación: 46 minutos

Ingredientes

- 2 tazas de caldo de verduras
- 2 cucharadas de eneldo fresco (picado)
- 2 cucharadas de tomillo fresco picado
- hojas frescas de menta

- 2 pimiento, finamente picado, sin semillas
- y media libra de champiñones frescos
- 2 cucharadas de hongos funghi secos
- 2 cucharadas de vino blanco seco
- 4 dientes de ajo, ligeramente triturados
- 2 cebolla, finamente picada
- aceite de oliva
- sal y pimienta al gusto

Instrucciones

1. Coloque los champiñones en una cacerola con agua.
2. hervir durante 26-20 minutos.
3. cuando esté listo, colar los hongos y reservar.
4. Calentar el aceite de oliva en una sartén.
5. sofríe el ajo, la cebolla y la pimienta negra y hasta que se ablanden. añadir el eneldo y el tomillo.
6. verter el vino blanco y el caldo; añadir los champiñones y remover.

7. Ajuste la sal y la pimienta y hierva durante 20 minutos.
8. servir inmediatamente.

sopa de crema vegetal ligera

porciones: 4

Tiempo de cocción: 40 minutos

Ingredientes

- 4 onzas y media de hojas de espinaca frescas
- 2 calabacín (medio)
- 4 onzas y media de papa
- 4 tazas de agua
- una pizca de nuez moscada
- sal y pimienta molida al gusto
- 4 onzas de puerros picados
- 4 cucharadas de aceite de oliva
- 4 onzas y media de frijoles frescos

Instrucción

1. Cortar los puerros en trozos y sofríe en una sartén a fuego lento durante 10 minutos.
2. Cortar los frijoles en tres trozos y cortar el calabacín en cubos.
3. Agregue las verduras en la sartén y sofríe el fuerte cinco minutos a fuego lento.
4. Lave y corte las hojas de espinacas y cocine 6 minutos con las otras verduras.
5. pelar y cortar las patatas en cubos y añadir a las verduras; añadir la nuez moscada, condimentos, agua y cocinar todos juntos durante 25 minutos.
6. Vierta la sopa en una licuadora y pulse hasta que quede suave.
7. servir.

Empanadas De Tomate Cretenses

porciones: 20

Tiempo de cocción: 25 minutos

Ingredientes

- 2 cucharada de perejil fresco, picado
- y medio orégano tsp
- y un cuarto de cucharadita de canela
- hojas frescas de menta, picadas
- sal y pimienta negra rallada fresca
- 4 lbs. tomates pelados y picados
- 2 taza de harina para todo uso
- 2 cucharada de bicarbonato de sodio
- y media taza de cebollinos frescos, picados

Instrucciones

2. en un tazón, agregue los tomates picados, la harina, los cebollinos finamente picados, una

cucharada de perejil, 2. orégano, canela molida, hojas frescas de menta y sal y pimienta.

4. revuelva hasta que todos los ingredientes se combinen bien.

4. Calentar el aceite de oliva en una sartén grande a fuego medio-fuerte.

6. Tome una cucharada pequeña de la masa y colóquela en un aceite caliente.

6. freír durante aproximadamente 2 -2 minutos a cada lado.

8. Retire las empanadas de la sartén y séquelas en una toalla de cocina.

8. servir caliente.

Sopa De Verdure Mediterránea

porciones: 6

Tiempo de cocción: 46 minutos

Ingredientes

• 2 zanahorias medianas en rodajas

• 2 taza y media de tomates frescos rallados

• 2 cucharadas de aceite de oliva

• y un cuarto de taza de vino blanco (opcional)

• 4 tazas de caldo de verduras

• sal y pimienta recién molida al gusto

• 2 cebolla finamente picada

• y un tercio de libra de col rizada fresca picada

• y un tercio de las espinacas frescas finamente picadas

Instrucciones

2. Calentar el aceite de oliva en una olla y saltear la cebolla con la pizca de sal.

2. Añadir col rizada, espinacas, zanahorias picadas y saltear durante 2-4 minutos.

4. Agregue los tomates rallados y cocine a fuego lento durante 2 a 4 minutos revolviendo ocasionalmente.

4. vierta el vino blanco y revuelva durante dos minutos.

6. vierta el caldo de verduras, revuelva y cubra; cocinar durante 26 minutos a fuego medio.

6. Pruebe y ajuste los condimentos si es necesario.

8. servir caliente.

Batido De Pérdida De Peso

porciones: 2

Tiempo de cocción: 20 minutos

Ingredientes

- 2 puñado de ensalada de lechuga
- 2 cucharada de aceite de coco, ablandado
- 2 cucharada de avena
- 2 cucharada de pasas doradas
- 2 cucharadita de canela
- 2 taza de leche de almendras
- 2 cucharadas de nueces ralladas
- 2 plátano en rodajas
- 2 manzana, sin corazón y en rodajas

Instrucciones

1. . Agregue todos los ingredientes en su licuadora de alta velocidad o en un procesador de alimentos.
2. mezclar hasta que todos los ingredientes estén suaves y cremosos.
3. servir inmediatamente.

4. magdalenas de cáñamo pagano
5. porciones: 20
6. Tiempo de cocción: 40 minutos
7. Ingredientes
   - 2 taza de harina de cáñamo
   - 2 taza de avena cocida, a temperatura ambiente
   - y media taza de miel
   - y un cuarto de taza de aceituna virgen extra oii
   - 2 cucharada de extracto de vainilla

- 2 cucharadas de polvo de hornear

- 2 cucharada de bicarbonato de sodio
- 2 taza de nueces picadas

Instrucciones

2. precalentar el horno a 480 f/286 c.

2. en un tazón pequeño batir el aceite de oliva, la avena, la miel y la vainilla.

4. En un tazón separado, combine la harina, el polvo de hornear y el bicarbonato de sodio. añadir nueces picadas y reveste para cubrir.

4. Agregue la mezcla líquida a la mezcla de harina y revuelva ligeramente.

6. Cuchara una masa en 22 tazas de magdalenas, llenando y tres cuartos llenas.

6. hornee de 28 a 20 minutos.

8. deje enfriar 20 minutos en la bandeja para muffins y luego gire en una rejilla de alambre para enfriar completamente.

8. servir.

Nuez Moscada Y Bolas De Canela

porciones: 6

- y una tercera taza de coco rallado, sin endulzar
- 2 pellizco de nuez moscada molida
- 2 pizcas de canela molida
- 2 cucharada de extracto de vainilla

Tiempos de cocción: 26 minutos

Ingredientes

- y media taza de mantequilla

Instrucciones

1. Coloque la mantequilla en un tazón y deje derretirse a temperatura ambiente.
2. En un tazón separado, mezcle la mantequilla, la mitad del coco rallado, la nuez moscada y la canela.
3. hacer bolas de tamaño pequeño.
4. enrolle el coco rallado.

5. conservar en nevera o congelar durante 4 horas.

6. aceituna seca - galletas de romero
7. porciones: 24
8. Tiempo de cocción: 60 minutos

Ingredientes

- y media taza de semillas de lino enteras
- y un cuarto de taza de semillas de chía
- 2 huevo orgánico de corral
- 2 huevo-blanco orgánico
- 2 ramitas de romero fresco (limpiado del vapor)
- 4 cucharadas de aceite de oliva virgen extra
- mar sentado
- 2 taza de agua

Instrucciones

1. . precalentar el horno a 400 f/270c.
2. En un tazón, agregue las semillas de lino y la chía, el aceite de oliva y la sal marina al gusto.

3. en un tazón separado, batir el primer huevo, y que agregue la clara de huevo, las hojas de romero y el agua; mezclar bien.
4. Añadir la mezcla de huevo a la mezcla de semillas de lino y mezclar bien hasta que se convierta en una masa homogénea.
5. deje reposar la masa durante aproximadamente una hora.
6. En una superficie de trabajo sencifi dos trozos de papel pergamino.
7. poner la masa en uno de los papeles y aplanar más o menos con una cuchara.
8. coloque el segundo papel en la parte superior y aplanar la masa a aproximadamente 2 pulgada de espesor. pelar finamente el papel de la parte superior.
9. Cortar la masa en cuadrado y colocar en una bandeja para hornear.
10. 20. Hornee durante 40 minutos, luego despegue el papel y voltee para enfriar.
11. 22. servir. almacenar en una bolsa de plástico con cremallera.

Barras Caseras De Coco Nuez

porciones: 22

tiempo de preparación: 54 minutos

Ingredientes

- 2 taza de mantequilla de almendras
- 2 taza de compota de manzana
- 2 taza de aceite de coco, recién derretido y todavía caliente
- 2 taza de almendras
- y un cuarto de taza de nueces
- 2 taza de cacahuetes
- 2 taza de coco rallado

Instrucciones

1. en un procesador de alimentos, coloque las almendras, nueces, cacahuetes pelados y procese durante 5 minutos.

2. Añadir al procesador de alimentos el coco rallado, mantequilla de almendras, compota de manzana, aceite de coco y jarabe de arce o miel.
3. procesar durante 40 segundos a 5 minuto, hasta que se combine toda la mezcla y se forme una bola.
4. Forme un tazón cuadrado con papel de cera y agregue la mezcla.
5. aplanar la mezcla vigorosamente, con una espátula, luego a mano.
6. Coloque las fichas de chocolate sobre la mezcla y aplaste ligeramente con las manos.
7. Coloque el recipiente en el congelador durante 5-10 horas.
8. retirar del congelador y con un cuchillo grande, cortado en trozos rectangulares.
9. servir.

Bebida Tonificante De Energía

porciones: 2

tiempo de preparación: 25 minutos

Ingredientes

- 4 taza de espinaca
- jugo de 4 limones
- 3 cucharada de miel
- 3remolachas rojas, cocidas, cortadas en cubos
- 4 pepino en rodajas

Instrucciones

1. Agregue todos los ingredientes en un procesador de alimentos o en una licuadora de alta velocidad.
2. mezclar hasta que todos los ingredientes estén suaves y combinados bien.
3. beba inmediatamente.

Potente Batido De Repollo Verde

porciones: 2

Tiempo de cocción: 30 minutos

Ingredientes

- 2 taza de repollo verde, rallado
- 4 tallos de apio
- jugo de limón y medio
- 2 taza y media de agua

Instrucciones

1. 2. coloque todos los ingredientes en una licuadora de alta velocidad y mezcle hasta que quede suave.
2. servir.

Gachas De Calabaza De Desayuno

porciones: 4

Tiempos de cocción: 60 minutos

Ingredientes

- y media cucharadita de canela molida
- y media nuez moscada molida
- y medio extracto de vainilla
- 2 cucharadas de azúcar granulada o al gusto
- sal marina
- y media taza de almidón de patata, empapado en agua durante la noche
- y nueces de tres cuartos de taza
- 2 taza y media de leche de almendras
- 2 cucharada de ralladura de limón rallado
- y un cuarto de jengibre molido tsp

Instrucciones

1. Coloque el almidón de patata en un tazón con agua y remoje durante la noche.
2. 2. Escurra el almidón de patata y enjuague con agua corriente fría.
3. pasar a una cacerola con todos los ingredientes de la lista y llevar a ebullición.
4. Reduzca la temperatura a su ajuste más bajo, cubra y cocine a fuego lento, revolviendo a menudo, durante 26 minutos.
5. Cuando esté listo, retírelo del fuego y déjelo reposar durante 20 minutos.
6. divida las gachas entre los cuencos, espolvoree sobre las nueces molidas y sirva.

Crema Saludable De Aguacate Y Chocolate Crudo

porciones: 2

Tiempos de cocción: 54 minutos

Ingredientes

- y media cucharada de canela
- 2 extracto de almendra tsp (opcional)
- 2 pizca de sal
- 2 aguacate grande
- 4 cucharadas de cacao en polvo
- 2 cucharadas de almendras molidas

Instrucciones

1. Coloque todos los ingredientes en su licuadora de alta velocidad.
2. 2. mezclar hasta que todos los ingredientes se combinen bien.
3. Añadir un poco más de leche de almendras si es necesario.

4. Vierta la crema en un recipiente de vidrio y refrigere durante 2 horas antes de servir.
5. disfrutar!

Inmersión Kohlrabi Cruda

porciones: 6

tiempo de preparación: 40 minutos

Ingredientes

- 4 dientes de dientes, picados
- 2 cucharadas de levadura nutricional
- sal y pimienta molida al gusto
- 2 kohlrabi orgánico, picados
- 2 tallo de apio
- 4 cucharadas de jugo de limón fresco

Instrucciones

1. en una licuadora o en el procesador de alimentos mezcle todos los ingredientes hasta que que estén suaves.
2. 2. servir con pan tostado o pita criada.
3. Mantener refrigerado.

Brownies Nueces De Chile

porciones: 6

Tiempo de cocción: 46 minutos

Ingredientes

- 4 cucharada de sal
- 3 taza de pasas
- 6 a 6 cucharadas de miel
- cacao crudo para aspersión
- y tres cuartos de taza de almendras o nueces, picadas
- y dos tercios de la taza de cacao en polvo sin endulzar

Instrucciones

1. en un procesador de alimentos moler las nueces hasta que se conviertan en polvo.
2. 2. Añadir el cacao y la sal y continuar moliendo hasta que se mezcle.
3. Cortar las pasas y añadirlas en una mezcla de nueces.

4. Agregue la miel y revuelva bien hasta que esté bien compacta. si la masa es demasiado blanda añadir más pasas.
5. Por último, agregue las tuercas picadas o estrelladas y revuelva bien.
6. Vierta una masa en una bandeja para hornear cuadrada y encubrimiento.
7. refrigerar durante al menos 6 horas.
8. cortar en cubos, espolvorear con cacao crudo y servir.

Barras De Frutas Puré

porciones: 6

tiempo de preparación: 26 minutos

Ingredientes

- 2 cucharadas de jugo de limón
- 2 cucharadas de aceite de cáñamo
- sal marina al gusto
- 4 dientes de ajo
- 2 taza de pistacho
- y media taza de fruta puré

Instrucciones

1. Coloque todos los ingredientes en su procesador de alimentos o licuadora de alta velocidad.
2. procesar hasta que esté bien mezclado.
3. de la forma de mezcla pequeñas "hamburguesas".
4. refrigerar durante 2 horas.
5. servir y disfrutar!

Batido Gigante Rojo

porciones: 4

tiempo de preparación: 12 minutos

Ingredientes

- 4 taza de hojas frescas de espinaca bebé
- 3 taza de leche de coco
- 4 cucharada de extracto de vainilla
- 4 tazas de sandía, sin semillas, cortadas en trozos
- 4 tazas de mitades de fresas

Instrucciones

1. Agregue todos los ingredientes en la licuadora de alta velocidad.
2. 2. mezclar hasta que quede suave y cremoso.
3. beba inmediatamente.

Refrescante Sopa De Berenjena-Kale

porciones: 6

Tiempo de cocción: 85 minutos

Ingredientes

- 4 cucharada de aceite de oliva
- 12 dientes de ajo triturados o picados
- 8 tazas de caldo de verduras o agua
- 4 cucharadas de condimento de hierbas secas
- sal y pimienta al gusto
- media taza de perejil picado
- 4 tazas de berenjena, cortada en cubos
- 8 tazas de col rizada cruda, picada
- 8 tomates de ciruela, picados
- 4 cebolla amarilla picada

Instrucciones

1. en una olla grande, caliente el aceite de oliva.

2. 2. añadir el ajo y la cebolla; sofríe hasta que esté suave.
3. Añadir col rizada, berenjenas picadas y saltear, revolviendo, hasta que se marchiten.
4. agregue el caldo de verduras o el agua, y todo el tomate, hierbas secas, sal y pimienta.
5. cocine a fuego lento unos 54 minutos.
6. espolvoree con perejil picado y sirva.

Refrescante Ensalada De Repollo Blanco

porciones: 6

Tiempo de cocción: 54 minutos

Ingredientes

- 4 ají finamente picado
- jugo de 4 limones
- un cuarto de taza de aceite de oliva
- 4 cabeza de repollo blanco, picada
- 12 cebolletas cortadas en rodajas finas
- 4 paquete de cilantro lavado y picado fino

Instrucciones

1. en una ensaladera grande mezcle el repollo, las cebolletas, los pimientos y el cilantro.
2. 2. sazonar con jugo de limón fresco, aceite de oliva, sal y pimienta al gusto y revuelva bien.
3. Pruebe y ajuste el condimento según sea necesario.

4. servir.

Pollo A La Mostaza

Para 4 personas

Tiempo de Preparación 2 ¼ horas

Dificultad baja

Ingredientes

2 Pollo

Mostaza

Nata Líquida

2 cebolla

Aceite de oliva

Perejil

Tomillo

Sal

Pimienta

Preparación.

Partiremos el pollo a cuartos, lo lavaremos muy bien y lo secaremos con papel de cocina. Salpimentaremos el pollo.

En una fuente que pueda ir al horno, pondremos el aceite de oliva y el pollo, lo untaremos bien con la mostaza y espolvorearemos con las hierbas (perejil y tomillo). Pelaremos, lavaremos y cortaremos la cebolla en rodajas y la pondremos en la fuente.

Calentaremos el horno a 200º e introduciremos la fuente y dejaremos que se haga por aproximadamente 46 minutos, dando vuelta de vez en cuando y rociando el pollo con su propio jugo.

Una vez el pollo esté hecho, lo sacaremos el horno y en un cazo recogeremos el jugo, añadiremos la nata líquida y un poco de mostaza, removeremos bien hasta obtener una emulsión.

Pondremos el pollo en una fuente para servir y lo cubriremos con la salsa. Servir caliente.

Pollo A Las Finas Hierbas

Para 4 personas

Tiempo de Preparación 2 ¼ horas.

Dificultad baja

Ingredientes

- Finas Hierbas
- 2 cucharada de fécula de maíz
- 2 Pollo
- 2 vaso de nata líquida

Preparación.

1. Partiremos el pollo a cuartos, lo lavaremos bien y lo secaremos con papel de cocina.
2. Lo salpimentaremos, le añadiremos las finas hierbas y lo dejaremos reposar 30 minutos para que tome sabor.
3. En una cazuela baja pondremos el aceite de oliva y cuando esté caliente doraremos el pollo.

4. Cuando esté dorado, añadiremos el caldo de ave y dejaremos cocer a fuego moderado durante 50 minutos aproximadamente, dando vuelta de vez en cuando.
5. Cuando el pollo esté hecho, lo retiraremos de la cazuela y lo reservaremos. En la cazuela añadiremos la fécula de maíz disuelta en un poco de caldo de ave y dejaremos cocer unos minutos removiendo hasta que la salsa espese, añadiremos después la nata líquida y la dejaremos en el fuego 5 minutos removiendo constantemente.
6. Poner los trozos de pollo en una fuente y cubrir con la salsa.

Pasta Con Camarones A La Puttanesca

- 2 lata mediana de salsa de tomate, sin sal añadida
- 2 ¼ c. De corazones de alcachofa, cortados en cuartos (comprar congelados o enlatados; escurrir si están enlatados)
- ¼ c. De aceitunas kalamata, picadas y picadas.
- 2 T. De alcaparras, enjuagadas
- ¼ cucharadita. de sal
- 8 oz. De fideos linguini refrigerados frescos, de trigo integral si es posible
- 2 T. de aceite de oliva extra virgen
- 2 libra de camarones grandes, pelados y desvenados (frescos o congelados y descongelados)

Preparación:

1. Coloque una olla grande de agua en un quemador de estufa a fuego alto y caliente hasta que el agua hierva. Cocine los linguini según las instrucciones del paquete y luego escúrralos.

2. Vierta el aceite en una sartén grande y calentarlo a fuego alto. Coloque los camarones en aceite caliente en una sola capa. Cocínelos sin moverlos durante 2 a 4 minutos hasta que los fondos estén dorados. Luego agregue la salsa de tomate y agregue las alcaparras, la sal, las aceitunas y los corazones de alcachofas. Continúe

revolviendo y cocinando esta mezcla durante 2 a 4 minutos más, hasta que los camarones estén bien cocidos y los corazones de alcachofas estén calientes.

3. A la salsa, agregue los fideos cocidos escurridos y mezcle.

4. Para servir, divida los fideos y la salsa entre 4 platos o tazones. ¡A Disfrutar!

Variación baja en carbohidratos: Use espagueti cocido o cintas de calabacín cocidas en lugar de la pasta linguini.

Variación baja en sodio: Eliminar la sal de mesa y las aceitunas kalamata.

Pizza De Pan De Avena Con Pesto De Espinacas Y Frijoles Blancos

.

- ¼ c. albahaca fresca, cortada en trozos
- 2 T. de agua
- ¼ cucharadita de sal, y adicional para espolvorear
- 2/8 cucharadita de pimienta negra
- ½ c. De tomates cherry o de uva a la mitad
- ½ c. De corazones de alcachofa marinados, picados ásperos
- 2/2 t de un aguacate mediano, en rodajas finas
- ¼ de cebolla roja pequeña, cortada en rodajas finas
- 2 onzas de queso feta con hierbas mediterráneas

- 4 trozos de pan naan o pita (aproximadamente 88 g. Cada uno, preferiblemente de trigo integral)
- 2/4 c. De canelinos enlatados o grandes frijoles del norte, enjuagados y escurridos
- 2 tazas de espinacas
- 2 cucharada de aceite de oliva extra virgen
- ¼ de taza de almendras naturales crudas

Preparación:

1. Encienda el horno y ajústelo a 480 grados Fahrenheit. En una bandeja para hornear, coloque las 4 piezas de pan de pita o naan.

2. En un procesador de alimentos, agregue los siguientes componentes: sal, pimienta, agua,

albahaca, frijoles blancos, espinacas, almendras y albahaca. Licúe para hacer puré hasta que sea casi totalmente suave. Con una cuchara, extienda este pesto de manera uniforme sobre los pedazos de pan.

3. Coloque lo siguiente sobre el pesto: rodajas de cebolla, rebanadas de aguacate, corazones de alcachofa picados y tomates a la mitad. Espolvoree el queso y un poco de sal encima de cada uno.

4. Coloque el molde en el horno y déjelo hornear durante aproximadamente 20 minutos, o hasta que el pan esté crujiente. Deje que se enfríe un poco, luego corte cada pan plano en 4 pedazos con un cortador de pizza. ¡Servir y a disfrutar!

Variación baja en carbohidratos : sirva coberturas en una costra baja en carbohidratos o haga una costra de coliflor en puré.

Variación baja en sodio: Eliminar la sal de mesa.Sustituir la mozzarella por queso feta. Use corazones de alcachofa enlatados o congelados en lugar de marinados.

Albóndigas De Pavo Con Salsa De Yogurt Y Hierbas

- 2 cucharadas de cebolla roja, picada
- 2 cucharadas de aceitunas negras, picadas
- 2 cucharada. alcaparras
- 2 cucharadas. Perejil italiano, picado
- ½ cucharadita de orégano
- ¼ cucharadita de eneldo
- ½ cucharadita de sal
- 2 De lentejas ya cocidas (negras o verdes)
- ½ lb. de pavo molido
- 2 huevos batidos
- 2/4 taza de migas de pan
- ½ c. De ricotta parcialmente desnatada
- ¼ c. De queso feta que se desmenuza
- 2 c. De yogur griego (natural, sin grasa)
- 2 cucharadita de jugo de limón
- Sal y pimienta, tanto como se desee.
- 2 diente de ajo, picado
- ½ cucharadita de cebollino, fresco o seco

- 2 cucharadita de Eneldo picado, fresco o seco

    Preparación:

1. Use un procesador de alimentos para pulir las lentejas cocidas hasta que tengan la consistencia de una papilla, luego sáquelas del procesador de alimentos y colóquelas dentro de un tazón. A continuación, agregue el resto de los componentes de la albóndiga a las lentejas aplastadas. Use sus manos, una espátula o una cuchara para mezclar todo a fondo. Deje reposar esta mezcla durante 26 minutos.

2. Caliente el horno y configúralo a 486 grados Fahrenheit. Prepare una bandeja para hornear con papel pergamino o spray antiadherente. Forme 20 albóndigas a mano de la mezcla de albóndigas y colóquelas en la bandeja para hornear preparada. Pueden estar bastante juntos porque no se extienden mucho.

3. Coloque la hoja de albóndigas en el estante medio del horno caliente y hornee por 20 a 22 minutos. Deben ser dorados antes de sacarlos del horno. Permita que se enfríen fuera del horno.

4. Mientras las albóndigas se hornean, hacer que el yogur se sumerja. Agregue todos los componentes de la salsa a un tazón pequeño y bátalos hasta que estén bien combinados. Cubra el recipiente y enfríe hasta que esté listo para servir.

5. Mantenga las albóndigas y el yogur en el refrigerador hasta que estén listos para servir. Las albóndigas se mantendrán durante 4 a 4 días, y la salsa se mantendrá durante 8 a 20 días.

Camarones Al Ajillo

- 2 cucharadita de paprika
- ¼ de cucharadita de sal
- 2/8 de cucharadita de pimienta negra
- 2 cucharadas de jerez seco
- 2 ½ cucharada de jugo de limon
- 2 cucharadas de perejil fresco, picado
- 2/4 de taza de aceite de oliva extra virgen
- 4 dientes de ajo, picados
- ¼ de cucharadita de hojuelas de chile
- 2 libra de camarones grandes, desvenados y pelados

Preparación:

1. A una sartén grande para saltear, agregue el aceite, el ajo y las hojuelas de chile. Poner el calor debajo de la sartén a medio alto.

Calentar el aceite con el ajo y el chile infundirá el aceite con estos sabores. Asegúrate de no dejar que el ajo se dore.

2. Después de que el aceite se caliente, coloque los camarones en la sartén y espolvoree la paprika, la sal y la pimienta sobre ellos. Revuelva la sartén con frecuencia mientras los camarones se cocinan durante dos minutos, hasta que comiencen a volverse rosados.

3. Agregue el jerez y el jugo de limón a la sartén. Continúe revolviendo y cocinando durante otros 5 minutos o hasta que los camarones estén bien cocidos y el líquido se haya reducido.

Beesteya

- 2 libra de cordero molido, pavo o carne magra
- y una tercera taza de pasas doradas
- y media taza de pistachos, tostados
- y un cuarto de taza de cilantro fresco picado
- 2 cucharadita de canela molida
- 6 huevos
- 2 recipiente (6 onzas) 2% yogur griego
- spray de cocina de aceite de oliva u otro spray de cocina antiadherente
- 22 hojas de masa de filo congelada, descongelada
- 2 cucharadas de aceite de oliva
- 2 cebolla mediana picada (aproximadamente 2 taza y un cuarto de taza)
- 4 zanahorias finamente picadas (aproximadamente 2 taza)
- 2 cucharadita de cúrcuma molida
- 2 dientes de ajo picados

precalentar el horno a 486 grados fahrenheit .

1. en una sartén grande, calienta 5 cucharada de aceite de oliva a fuego medio. añadir la cebolla y las zanahorias y cocinar, revolviendo ocasionalmente durante 5 a 10 minutos, hasta que la cebolla esté translúcida. mezclar la cúrcuma y el ajo; cocinar durante 5 minuto.
2. añadir el 2 cucharada restante de aceite de oliva y el cordero molido a la sartén. cocinar, rompiendo la carne con una cuchara de madera mientras se cocina, durante 10 a 15 minutos, hasta que el cordero se dore.
3. remover las pasas, los pistachos, el cilantro y la canela hasta que estén bien combinados; Reservar.
4. en un tazón mediano, batir los huevos y el yogur juntos; Reservar.
5. rocía una sartén de 12 pulgadas con aceite de oliva con spray de cocción u otro spray de cocción.

6. en una superficie de trabajo limpia, apilar 7 hojas de filo, rociar ambos lados con spray de cocción, y colocar en la pila en la sartén preparada, extendiendo los bordes de la pila hasta los lados de la sartén. repetir con una segunda pila de 4-4 ½ hojas de filo; colocarlos transversalmente sobre la primera pila, extendiendo los bordes sobre el borde superior de la sartén.
7. llenar la corteza de phyllo con la mezcla de cordero, luego verter en la mezcla de huevo.
8. rocíe las 4-4 ½ hojas de filo restantes con spray de cocción y corte por la mitad.
9. colocarlos sobre el relleno para cubrirlo por completo. doblar el filo hacia el centro sobre el relleno. rocía con spray de cocción adicional.
10. hornear durante 50 a 55 minutos, hasta que se doren. dejar reposar durante 30 minutos antes de servir.

aderezos y salsas

hacer sus propios aderezos para ensaladas es la única manera de asegurarse de que contienen aceites saludables y evitar aditivos no deseados. y son tan fáciles de hacer. un beneficio secundario es que le ayuda a usar su suministro de aceite de oliva para que no envejezco o desarrolle sabores.

maltesa de tomate secado al sol y aderezo de champiñones

Vinagreta

vinagreta de cítricos

vinagreta de dijon

aderezo italiano

aderezo de rancho

Pesto

Guacamole

salsa de perejil y menta

harissa asada

tabil (mezcla de cinco especias de Túnez)

sofrito

chimichurri de pimiento rojo

vinagreta de limón y eneldo

maltesa de tomate secado al sol y aderezo de champiñones

hace 4 (2 taza) porciones.

y una tercera taza de aceite de oliva (utilice una combinación de aceite de oliva y aceite de tomate secado al sol, si se embalan en aceite)

8 onzas de champiñones en rodajas

4 cucharadas de vinagre de vino tinto

pimienta negra recién molida, al gusto

y media taza de tomates secados al sol, escurridos (si se embalan en aceite, reservan el aceite) y se pican

en una sartén mediana, calienta 2 cucharadas de aceite de oliva (o aceite de oliva mezclado y aceite de envasado de tomate secado al sol) a fuego alto. añadir los champiñones y cocinar, revolviendo, hasta que hayan liberado su líquido.

añadir el vinagre y sazonar con pimienta. retirar del fuego y añadir el aceite restante y los tomates secados al sol.

sugerencia de servicio: mezcle el aderezo caliente con 6 tazas de espinaca bebé (una bolsa de 6 onzas) hasta que las hojas estén recubiertas y ligeramente marchitas. servir de inmediato.

Vinagreta

- 2 dientes de ajo grandes, picados
- 2 cucharadita de romero seco, triturado
- y un cuarto de cucharadita de pimienta negra recién molida
- 2 cucharadas de vinagre balsámico
- y un cuarto de taza de aceite de oliva

en un bol pequeño, mezcle el vinagre, el ajo, el romero y la pimienta. mientras se agita, se transmite lentamente en el aceite de oliva y batir hasta que se emulsione. almacenar en un recipiente hermético en el refrigerador durante un máximo de 4 días.

Vinagreta De Cítricos

hace 4 porciones (2 onza).

ralladura de 2 limón

- pellizcar pimienta negra recién molida
- 2 cucharadas de aceite de oliva
- 4 cucharadas de jugo de limón fresco
- pellizcar sal kosher

en un bol pequeño, mezcle la ralladura de limón, el jugo de limón, 4 cucharadas de agua, la sal y la pimienta. mientras se agita, se arrastra gradualmente en el aceite de oliva y batir hasta que se emulsione. almacenar en un recipiente hermético en el refrigerador durante un máximo de 4 días.

Vinagreta De Dijon

hace 4 porciones (2 onza).

2 cucharadas de vinagre de vino tinto

2 cucharadas de aceite de oliva

2 cucharadita de mostaza dijon

y un cuarto de cucharadita de sal kosher

y un cuarto de cucharadita de pimienta negra recién molida

en un bol pequeño, mezcle todos los ingredientes y un cuarto de taza de agua. almacenar en un recipiente hermético en el refrigerador durante un máximo de 4 días.

Aderezo Italiano

hace 4 porciones (2 onza).

- 2 cucharadita de albahaca seca
- y un cuarto de cucharadita de tomillo seco
- y un cuarto de cucharadita de cebolla en polvo
- 2 cucharadas de vinagre de vino tinto
- 2 cucharadas de aceite de oliva
- 2 cucharadita de orégano seco
- y un cuarto de cucharadita de ajo en polvo
- y un cuarto de cucharadita de sal kosher
- y un cuarto de cucharadita de pimienta negra recién molida

en un bol pequeño, mezcle todos los ingredientes y un cuarto de taza de agua. almacenar en un recipiente hermético en el refrigerador durante un máximo de 4 días.

Aderezo De Rancho

y un tercer taza de suero de leche

y un cuarto de taza de mayonesa

2 cebolleta (cebolla verde), picada

2 cucharadas de vinagre de sidra

y media cucharadita de semilla de apio

y un cuarto de cucharadita de pimienta negra recién molida

en un bol pequeño, mezcle todos los ingredientes. almacenar en un recipiente hermético en el refrigerador durante un máximo de 4 días.

Pesto

- 2 tazas de hojas frescas de albahaca bien empacadas (quitar y desechar los bordes secos o dorados)
- y una tercera taza de piñones
- 4 dientes de ajo medianos, picados
- y media taza de queso parmigiano-reggiano recién rallado
- y media taza de aceite de oliva
- y un cuarto de cucharadita de pimienta negra recién molida, o al gusto

1. en un procesador de alimentos, combine la albahaca y los piñones y el pulso durante 25 segundos.
2. añadir el ajo y el queso y el pulso varias veces para combinar.
3. con el motor en marcha, arroyo lentamente en el aceite de oliva, deteniéndose según sea necesario para raspar el tazón del procesador de alimentos con una espátula

de goma. temporada con pimienta. almacenar en un recipiente hermético en el refrigerador durante un máximo de 5 días.

Guacamole

- 2 diente de ajo picado
- 2 jalapeño pequeño, sin semillas y costillas removidas, finamente picadas
- jugo de 2 lima
- 2 aguacates, cortados a la mitad y deshuesados
- 2 cebolla pequeña, finamente cortada en cubos

pelar los aguacates, colocarlos en un tazón mediano y triturar suavemente. mezclar la cebolla, el ajo, el jalapeño, el jugo de lima y el cilantro (si se usa). cubierta con envoltura de plástico prensada directamente contra la superficie, y refrigerar durante al menos 40 minutos antes de servir.

Salsa De Perejil Y Menta

hace 6 porciones (2 onza).

servir con chuletas de lomo de cordero marinadas a la parrilla o pierna de cordero a la parrilla.

y media taza de perejil fresco de hoja plana

2 taza de hojas frescas de menta

2 dientes de ajo picados

2 cebolletas (cebollas verdes), picadas

2 cucharadas de melaza de granada

y un cuarto de taza de aceite de oliva

2 cucharada de jugo de limón fresco

combinar todos los ingredientes en una licuadora y mezclar hasta que quede suave. transferir a un recipiente hermético y refrigerar hasta que esté listo para usar.

Verduras Y Hongos Asados Al Estilo Italiano

Componentes:

- 2 cucharadas de aceite de oliva extra virgen
- 2 cucharada de condimento italiano
- Sal y pimienta, tanto como se desee.
- 2 T. de perejil fresco, picado
- 2 libra de hongos cremini, limpios
- 2 c. De coliflor, cortada en pequeñas florecillas.
- 2 c. de tomates coctel
- 22 dientes de ajo, pelados

Preparación:

1. Encienda el horno y ajústelo a 410 grados Fahrenheit.
2. Coloque todos los champiñones y verduras en un bol.
3. Luego incluya el aceite de oliva, el condimento italiano, la sal y la pimienta. Use

una cuchara para tirar hasta que todos estos componentes se combinen suavemente.
4. Extienda el contenido del recipiente en una hoja para hornear y colóquelo en el horno caliente.
5. Deje que las verduras y los champiñones se asen durante 30 a 40 minutos.
6. Asegúrese de que los champiñones sean de color marrón dorado y que la coliflor se pueda perforar fácilmente con un tenedor.
7. Espolvoree perejil fresco picado sobre el plato justo antes de servir.¡A Disfrutar!

Pinchos Como Antipasto

- 22 de cada uno de los siguientes
- aceitunas kalamata, picadas
- bolitas de queso mozzarella
- Rebanadas pequeñas y gruesas de salami
- aceitunas verdes rellenas de pimiento
- mitades de pimientos cherry cortados (6 pimientos, cortados por la mitad)
- pimientos pequeños de pepperoncini

Preparación:

1. Utilice 30 pinchos de 15 pulgadas.
2. Pegue uno de cada componente en cada pincho en el orden que desee.
3. Guarde los pinchos en el refrigerador hasta que estén listos para servir.
4. Estos se pueden almacenar hasta por un día.

harissa asada

hace y tres cuartos de taza.

harissa es un condimento picante utilizado en platos tunecinos. hacer el suyo propio le permite controlar el calor!

2 pimiento rojo

2 chiles rojos frescos pequeños, o más al gusto

4 dientes de ajo, sin pelar

y media cucharadita de cilantro molido

y media cucharadita de comino molido

y media cucharadita de caraway molido

2 cucharada de jugo de limón fresco

y media cucharadita de sal

precalentar el asador a su punto alto.

poner el pimiento, los chiles y el ajo en una bandeja para hornear y asar durante 6 a 8 minutos. gire las verduras y ase durante 6 a 6 minutos más, hasta que la pimienta y los chiles se ablanden y ennegrezcan. retirar del asador y dejar a un lado hasta que esté lo suficientemente frío como para manipularlo. eliminar y desechar los tallos, la piel y las semillas de la pimienta y los chiles. retirar y desechar la piel de papel del ajo.

poner la carne de la pimienta y los chiles con los dientes de ajo en una licuadora o procesador de alimentos. añadir el cilantro, el comino, el alcaravea, el jugo de limón y la sal y mezclar hasta que quede suave.

esto puede almacenarse refrigerado durante un máximo de 4 días. almacenar en un recipiente hermético, y cubrir la salsa con una capa de aceite de un cuarto de pulgada.

Tabil

hace 2 cucharadas.

típicamente, el tabil es una combinación de cinco especias, incluyendo alcaravea, cilantro y pimienta de Cayena. usarlo como un frote de especias en carne, aves de corral o verduras.

2 cucharada de cilantro molido

2 cucharadita de semillas de alcaravea

y un cuarto de cucharadita de ajo en polvo

y un cuarto de cucharadita de pimienta de Cayena

y un cuarto de cucharadita de comino molido

combinar todos los ingredientes en un tazón pequeño.

puede almacenarse en un recipiente hermético durante un máximo de 2 semanas.

sofrito

hace 2 y un cuarto de tazas, para servir de 8 a 20 (2 cucharadas por porción).

esta salsa es un pilar de la cocina española en todo el mundo. usarlo como un adobo o cobertura para platos de cerdo, carne de res, pollo y pescado.

4 cucharadas de aceite de oliva

2 cebolla pequeña, picada

2 pimiento verde mediano, sin semillas y picado

y un cuarto de cucharadita de sal

6 dientes de ajo picados

y media cucharadita de hojuelas de pimiento rojo

y un cuarto de cucharadita de pimienta negra recién molida

2 taza de cilantro fresco finamente picado

2 cucharadas de vinagre de vino tinto o vinagre de jerez

en una sartén de 20 pulgadas, calienta 2 cucharadas de aceite de oliva a fuego medio-alto. añadir la cebolla, el pimiento y la sal. cocinar, revolviendo ocasionalmente, durante 6 a 8 minutos, hasta que se ablanden.

añadir el ajo, las hojuelas de pimiento rojo y la pimienta negra; cocinar durante 2 minuto.

transferir las verduras a una licuadora o procesador de alimentos y añadir las 2 cucharadas restantes de aceite de oliva, el cilantro y el vinagre. mezclar hasta que quede suave.

Chimichurri De Pimiento Rojo

hace 2 y un cuarto de tazas, para servir 4.

servir en pescado a la parrilla o pollo.

- 2 chalota, finamente picada
- 2 pimiento rojo grande, asado, pelado, sin semillas y finamente picado (aproximadamente 2 taza)
- 4 cucharadas de alcaparras, enjuagadas
- 4 cucharadas de perejil fresco picado
- 2 diente de ajo picado
- 4 cucharadas de aceite de oliva
- 2 cucharada de vinagre de vino tinto o vinagre de jerez
- y un cuarto de cucharadita de pimienta negra recién molida
- y media cucharadita de hojuelas de pimiento rojo

en un tazón pequeño, revuelva todos los ingredientes hasta que estén bien combinados.

Vinagreta De Limón Y Eneldo

hace 6 onzas, para servir de 6 a 8 (2 onza por porción).

- 4 cucharada de vinagre de jerez o vinagre de vino tinto
- 2 cucharada de jugo de limón
- y media cucharadita de sal
- 8 dientes grandes de ajo
- y media taza de eneldo fresco
- y media taza de perejil
- y media taza de aceite de oliva virgen extra '

1. poner el ajo, el eneldo, el perejil, el jugo de limón, el vinagre y la sal en una licuadora.
2. añadir aceite de oliva y procesar hasta que quede suave. refrigeración cubierta hasta un día.

Postres

salsa de melaza de fresa y granada

ricotta cheesecake

pudín de arroz de almendras

albaricoque y menta parfait sin hornear

salsa de melaza de fresa y granada

hace 4 y media taza/6 (y tres cuartos de taza) porciones.

4 cucharadas de aceite de oliva

 y un cuarto de taza de miel

2 pintas de fresas, encasilladas y cortadas a la mitad

2 a 2 cucharadas de melaza de granada

2 cucharadas de menta fresca picada

yogur griego, para servir

en una cacerola mediana, calienta el aceite de oliva a fuego medio. añadir las fresas; cocinar hasta que se liberen sus jugos. mezcle la miel y cocine durante 2 a 2 minutos. remover la melaza y la menta. servir caliente sobre yogur griego.

Ricotta Cheesecake

hace una tarta de queso cuadrada de 8 pulgadas, para servir 22.

- 2 tazas de queso ricotta descremado o sin grasa (un recipiente de 26 onzas)
- 2 y un cuarto de taza de azúcar
- 2 cucharadita de extracto de vainilla
- 6 huevos
- ralladura de 2 naranja

1. precalentar el horno a 500 grados fahrenheit . engrasar una bandeja de horno cuadrada de 12 pulgadas con mantequilla o spray de cocina.
2. en un tazón mediano, revuelva la ricotta y el azúcar. añadir los huevos uno a la vez hasta que estén bien incorporados. remover la vainilla y la ralladura de naranja.
3. verter la masa en la sartén preparada. hornear durante 50 a 55 minutos, hasta que esté listo. dejar enfriar en la sartén durante 20 minutos. servir caliente.

4. consejo: se puede hacer 2 día por delante. prepararse como se indica, cubrirse. refrigerar durante la noche. servir frío.
5. hacerlo extra especial por cobertura con crema batida fresca y ralladura de una naranja o limón.
6. Nota: He probado esta receta usando 5 cucharadita de cáscara de naranja seca valencia de la colección gourmet de especias mccormick.

Conclusiones

Gracias por llegar al final de este libro, esperamos que haya sido informativo y que le proporcione todas las herramientas necesarias para alcanzar sus objetivos, sean cuales sean.

La dieta mediterránea nació como una gran manera de perder peso, consumir alimentos genuinos y ganar buena salud. Sin embargo, muchas personas no consiguen todos los beneficios de este maravilloso proceso debido a la falta de conocimiento del mismo. Este libro ha tratado de poner de relieve todos los puntos importantes para poder obtener todos los beneficios de la dieta mediterránea sin tener que lidiar con los efectos negativos.

www.ingramcontent.com/pod-product-compliance
Lightning Source LLC
LaVergne TN
LVHW011956070526
838202LV00054B/4936